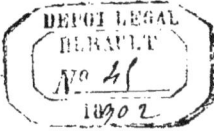

Docteur A. CHABAUD

De la Sciatique

De son traitement

par les Bains Thermo-Résineux

combinés à l'Hydrothérapie

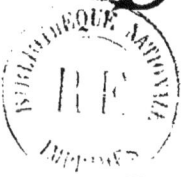

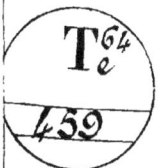

MONTPELLIER
G. FIRMIN, MONTANE ET SICARDI

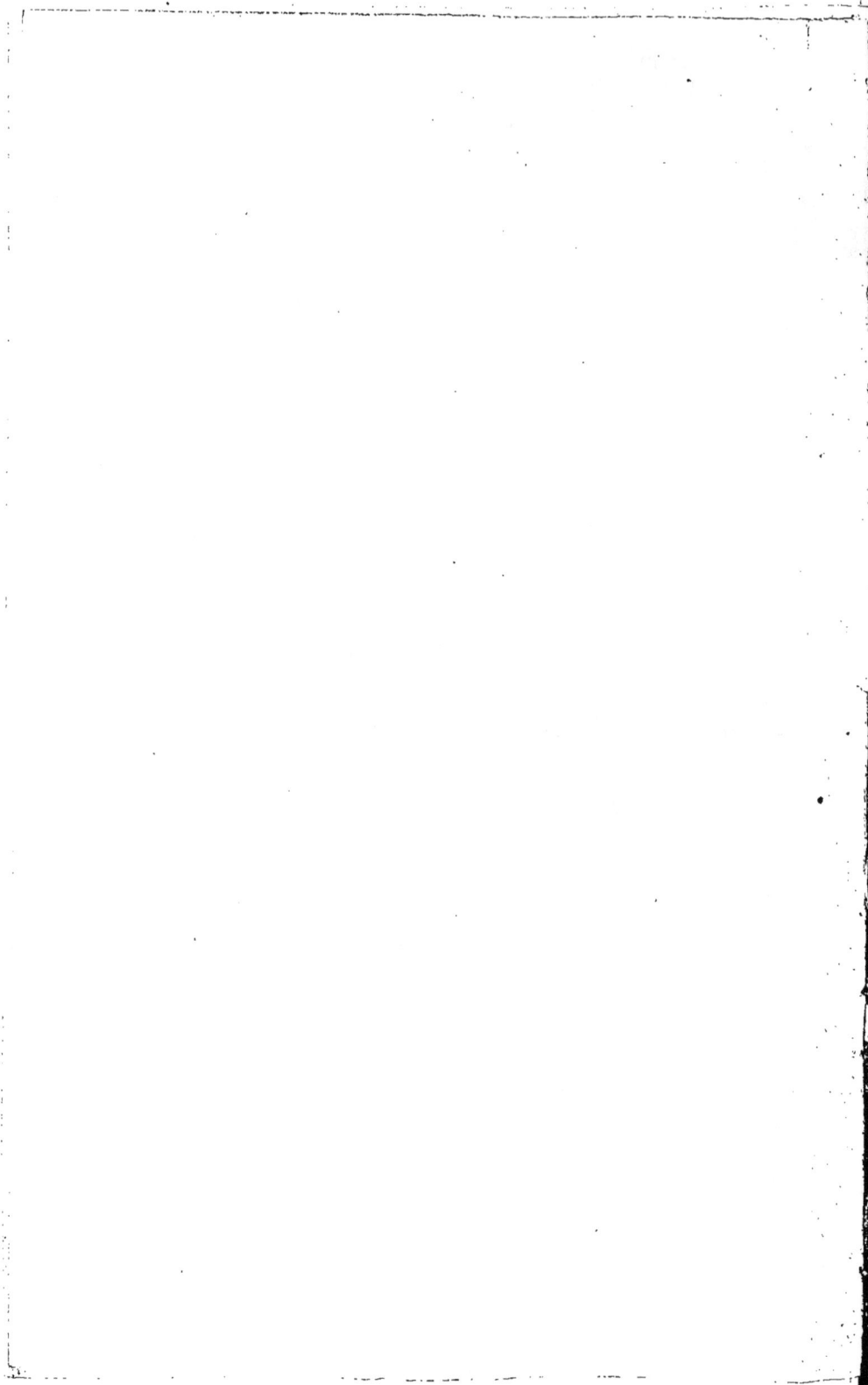

DE

LA SCIATIQUE

DE SON TRAITEMENT
PAR LES BAINS THERMO-RÉSINEUX COMBINÉS
A L'HYDROTHÉRAPIE

PAR

Aug. CHABAUD

DOCTEUR EN MÉDECINE

MONTPELLIER

IMPRIMERIE Gustave FIRMIN, MONTANE et SICARDI

Rue Ferdinand-Fabre et quai du Verdanson

—

1902

PERSONNEL DE LA FACULTÉ

MM. MAIRET (✻) . . . . Doyen
FORGUE . . . . Assesseur

Professeurs

Hygiène. . . . . MM.	BERTIN-SANS (✻)
Clinique médicale	GRASSET (✻).
Clinique chirurgicale.	TEDENAT.
Clinique obstétric. et gynécol	GRYNFELTT.
— — ch. du cours, M. Vallois.	
Thérapeutique et matière médicale. . . .	HAMELIN (✻)
Clinique médicale	CARRIEU.
Clinique des maladies mentales et nerv.	MAIRET (✻).
Physique médicale.	IMBERT
Botanique et hist. nat. méd.	GRANEL.
Clinique chirurgicale.	FORGUE.
Clinique ophtalmologique.	TRUC.
Chimie médicale et Pharmacie	VILLE.
Physiologie.	HEDON.
Histologie	VIALLETON.
Pathologie interne.	DUCAMP.
Anatomie.	GILIS.
Opérations et appareils	ESTOR.
Microbiologie	RODET.
Médecine légale et toxicologie	SARDA.
Clinique des maladies des enfants	BAUMEL.
Anatomie pathologique	BOSC

Doyen honoraire : M. VIALLETON.
Professeurs honoraires : MM. JAUMES, PAULET (O. ✻).

Chargés de Cours complémentaires

Accouchements. . . . . MM.	PUECH, agrégé.
Clinique ann. des mal. syphil. et cutanées	BROUSSE, agrégé.
Clinique annexe des mal. des vieillards. .	VIRES, agrégé.
Pathologie externe	DE ROUVILLE, agr.
Pathologie générale	RAYMOND, agrégé.

Agrégés en exercice

MM. BROUSSE	MM. VALLOIS	MM. IMBERT
RAUZIER	MOURET	BERTIN-SANS
MOITESSIER	GALAVIELLE	VEDEL
DE ROUVILLE	RAYMOND	JEANBRAU
PUECH	VIRES	POUJOL

M. H. GOT, *secrétaire.*

Examinateurs de la Thèse

MM. DUCAMP, *président.*	MM. RAYMOND, *agrégé.*
MAIRET (✻), *professeur.*	VIRES, *agrégé.*

A MON PÈRE, A MA MÈRE

A MON FRÈRE

A MES TANTES

A MON COUSIN ET A MA COUSINE

M. CHABAUD.

AVANT-PROPOS

De nombreux baigneurs viennent, chaque année, à Saint-Didier (1) rechercher les bons effets du traitement hydrothérapique.

Grâce à l'extrême obligeance de M. le docteur Bona-maison, nous avons eu la bonne fortune de pouvoir suivre régulièrement la visite et d'étudier de près les malades que sa haute compétence amenait chaque jour près de lui.

Parmi les nombreuses manifestations morbides que nous avons vu défiler devant nos yeux, il en est une qui a particulièrement attiré notre attention, tant à cause de sa fréquence qu'à cause des bons résultats qu'elle a ob-tenus de l'hydrothérapie combinée aux bains thermo-rési-neux. Nous voulons parler de la névralgie sciatique.

L'excellence de la médication hydrothérapique dans la sciatique a fait naître en nous l'idée d'une étude particu-

---

(1) Le petit village de Saint-Didier (département de Vaucluse) possède à l'heure actuelle deux établissements hydrothérapiques : l'un, fondé en 1860 par M. le docteur Maison ; l'autre, en 1898, par M. le docteur Charrasse.

VI

lière sur ce sujet. L'abondance des matériaux cliniques que nous avons trouvés dans les archives de l'Établissement, dirigé par le docteur Bonamaison, nous a confirmé dans notre dessein.

C'est cette collection de documents intéressants que nous allons essayer d'utiliser pour apporter à l'étude de la sciatique notre modeste tribut.

Que M. le docteur Bonamaison, qui a bien voulu nous communiquer le résultat de plus de quinze années d'expériences consacrées au traitement de la sciatique par l'hydrothérapie combinée aux bains thermo-résineux, et qui nous a aidé de ses précieux conseils, reçoive ici le public hommage de notre sincère reconnaissance et de notre profonde sympathie !

DE LA SCIATIQUE

DE SON TRAITEMENT

PAR LES BAINS THERMO-RÉSINEUX COMBINÉS
A L'HYDROTHÉRAPIE

LA SCIATIQUE

La sciatique est, de toutes les affections du système nerveux, une des plus fréquentes. Par les douleurs parfois intolérables qu'elle provoque, par sa tendance à passer à l'état chronique, elle mérite qu'on la considère et qu'on la traite comme une maladie sérieuse ; d'autant plus qu'elle se montre de préférence pendant la période la plus active de la vie et que, par l'impotence qu'elle provoque, elle condamne à l'inaction des individus qui vivent pour la plupart de leur travail.

La question de son traitement a donc une grande importance.

Nous n'avons pas l'intention d'écrire une monographie complète de la sciatique ; plusieurs chapitres de son histoire sont trop connus et il serait difficile d'y ajouter quelque élément nouveau et intéressant. Sa symptomatologie par exemple, et le diagnostic qui en découle sont depuis longtemps fixés et peu susceptibles de s'enrichir désormais. Il n'en est pas de même de son anatomie pathologique, qui est encore à faire, et de sa pathogénie encore indécise. L'étude de la nature et des causes d'une affection est cependant la base de toute thérapeutique rationnelle. C'est elle qui doit fournir les indications essentielles, celles qu'il importe de remplir sous peine d'insuccès. Aussi le traitement s'est-il toujours ressenti de l'obscurité qui règne encore sur ces questions ; réduit aux indications purement symptomatiques, il reste souvent impuissant, malgré la multiplicité des moyens préconisés ; richesse thérapeutique toute apparente qui masque une misère et une pénurie véritables.

Avant d'aborder l'étude de notre méthode de traitement, il nous a paru logique de passer en revue les opinions émises sur la nature et la pathogénie de la sciatique, en y joignant l'apport de quelques observations personnelles, afin de pouvoir en dégager les indications que le traitement est destiné à remplir.

LA NATURE DE LA SCIATIQUE

La sciatique est une des affections les plus anciennement connues, puisqu'on en trouve la mention dans les écrits d'Hippocrate. Sa fréquence dut éveiller l'attention des premiers observateurs, et il semble que la netteté et la constance des symptômes durent contribuer de très bonne heure à lui constituer une individualité clinique.

Il n'en fut rien cependant, car elle resta pendant long-temps confondue avec la coxalgie et le rhumatisme.

Cotugno l'isola le premier des affections articulaires et la différencia des autres névralgies en montrant qu'elle offre une évolution progressive qu'il essayait d'expliquer par une lésion du nerf, l'hydropisie du névrilème. S'il lui eût été difficile de justifier dans tous les cas son hypo-thèse anatomo-pathologique, il eut au moins le mérite d'insister sur un fait important, à savoir que la douleur ne constitue pas la maladie toute entière et n'en est qu'un épiphénomène.

Il faut arriver à Valleix pour avoir une description complète de la sciatique. Cet auteur, qui a attaché son nom à l'histoire des névralgies, attira l'attention sur l'existence des points douloureux, ce qui fut un progrès au point de vue du diagnostic ; mais, en voulant faire rentrer la sciatique dans le cadre des autres névralgies, il s'éloigna de la vérité entrevue par son prédécesseur. La sciatique fut pour lui, comme pour tous ceux qui s'en occupèrent longtemps après, une simple névralgie dans tous les cas.

La sciatique est donc restée pendant longtemps cantonnée dans le domaine des affections dites « sine materia », c'est-à-dire de celles dont nous sommes impuissants à saisir le vrai processus anatomo-pathologique.

Quelques auteurs tentèrent cependant, en présence de ses allures spéciales, de la différencier des autres névralgies. Lasègue (1), se basant sur le début plus ou moins brusque ou plus ou moins insidieux de la maladie, ainsi que sur l'allure de la douleur, établit le premier la division clinique de la sciatique en *sciatiques névralgies* et *sciatiques névrites*.

Landouzy (2), accordant surtout de l'importance aux troubles trophiques, qui avaient été mis jusque-là sur le compte de l'inaction musculaire, les considère comme étant le plus souvent la conséquence d'une atteinte plus profonde du tronc nerveux. Il en fait le signe pathognomonique de la sciatique névritique, considérant comme simples névralgies sciatiques celles qui n'entraînent pas l'atrophie.

Fernet (3) voulut donner à cette classification entièrement basée sur la clinique une consécration anatomique et conclut de certaines lésions macroscopiques du sciati-

(1) Lasègue. — Considérations sur la sciatique (Arch. gén. de méd. 1844).

(2) Landouzy. — De la sciatique et de l'atrophie musculaire (Arch. de méd., 1875).

(3) Fernet. — De la sciatique et de sa nature (Arch. de méd.,1878).

que observés dans *une seule autopsie*, à l'existence de la névrite dans le plus grand nombre des cas. Or, on sait aujourd'hui que dans la plupart des cas la névrite n'altère pas d'une façon sensible l'aspect *macroscopique* du nerf malade. Un examen histologique est indispensable et peut seul déceler les lésions fines qui caractérisent la névrite. Nous ne croyons pas que les recherches histologiques faites jusqu'à ce jour sur ce sujet, soient assez nombreuses pour apporter une preuve anatomique bien établie, à la classification de Landouzy.

A défaut de preuves histologiques que la rareté des autopsies n'a pas permis jusqu'ici de réunir, la clinique nous autorise à émettre, sur la nature de la sciatique, des hypothèses qui, corroborées par un grand nombre de faits, peuvent acquérir la valeur de démonstrations anatomiques.

Dans le domaine neuropathologique où l'examen anatomique est, plus que partout ailleurs, hérissé de difficultés, la clinique a procédé dans certains cas à l'anatomie pathologique et cette dernière a confirmé plus tard les hypothèses basées tout d'abord sur les simples données de la clinique.

On ne voit pas pourquoi la sciatique échapperait à ce procédé d'analyse.

En se plaçant à ce point de vue, on voit qu'il serait difficile de faire entrer dans les deux catégories établies tous les cas de sciatiques. Vraie en principe pour les cas extrêmes et très séduisante à cause de sa simplicité, la dichotomie de Landouzy ne peut s'appliquer à un grand nombre de cas pour ainsi dire intermédiaires.

Sans doute, il y a des névrites du sciatique, accompagnées d'atrophie musculaire, de troubles de la sensibilité

objective, etc..., mais l'atrophie musculaire et les troubles
de la sensibilité, tout en étant une présomption en faveur
de la névrite, ne peuvent servir de critérium, car il n'est
pas démontré que toutes les amyotrophies et tous les
troubles de la sensibilité soient forcément une conséquence d'une lésion profonde du nerf.

Vulpian, Brown-Sequard et d'autres ont essayé d'établir
la théorie des amyotrophies nerveuses sans altération
anatomique Nous ne les suivrons pas dans leurs disserta-
tions anatomo-pathologiques; nous préférons rester sur le
terrain de la clinique pure qui nous autorise à admettre
dans certains cas des troubles fonctionnels *dynamiques*,
sorte d'arrêt dans les phénomènes nerveux, causé par
l'état pathologique du nerf, sans que celui-ci soit néces-
sairement atteint dans sa structure anatomique.

La neuropathologie actuelle est pleine de faits analo-
gues et les troubles trophiques et sensitifs chez les
hystériques, par exemple, ne sont déjà plus une rareté
pathologique.

Les caractères de la douleur, invoqués par quelques
auteurs comme éléments de diagnostic, peuvent, bien
moins encore que la présence de l'atrophie et d'autres
troubles fonctionnels, nous éclairer sur la véritable nature
de la sciatique dans tel ou tel cas, car la douleur, phéno-
mène purement subjectif, essentiellement variable dans
son allure et son intensité, est plus souvent en rapport
avec le degré de sensibilité du malade qu'avec la nature
de la maladie elle-même.

On voit donc que les éléments de diagnostic des deux
formes cliniques de la sciatique admis jusqu'ici ne constituent que de simples présomptions. Il n'existe qu'un
moyen d'établir le diagnostic différentiel sur une base
scientifique sérieuse, c'est l'exploration électrique. Seule

elle peut nous renseigner exactement sur l'état du conduc-
teur nerveux. Nous observerons, dans le cas de simples
troubles fonctionnels, une diminution graduelle de l'exci-
tabilité électrique, mais point de réaction de dégénérescence.

La lésion anatomique du nerf nous donnera seule la
réaction de dégénérescence complète.

La délimitation exacte entre la névralgie et la névrite
est donc assez difficile à déterminer en clinique. D'ailleurs, cette différenciation ne peut avoir qu'un intérêt
théorique, car au point de vue pratique le traitement sera
à peu près le même. Le pronostic seul sera modifié, mais
dans un cas comme dans l'autre la guérison pourra être
obtenue par un traitement rationnel institué à temps.

En définitive, il est assez logique d'admettre, et la clinique semble confirmer cette opinion, que si certaines sciatiques masquent des névrites, il y a un grand nombre de
sciatiques sans lésion ou du moins avec des lésions nerveuses éphémères, simples hypérémies congestives,
inflammations superficielles, etc...

Nous aurons facilement l'explication des variations
symptomatiques et des variétés cliniques observées, si nous
admettons que ces différences représentent cliniquement
et sans doute anatomiquement des stades différents, des
degrés d'un même processus pathologique dont les uns
(hypérémie, congestion du nerf, flaccidité musculaire)
seraient les premiers et les autres (lésions névritiques,
atrophies, etc.) les derniers termes.

Ce processus peut, soit spontanément, soit par suite
de l'intervention thérapeutique, disparaître ou s'arrêter
à l'un de ses stades, ou bien encore évoluer jusqu'à son
apogée qui est, dans le cas actuel, la détérioration plus ou
moins complète du tronc nerveux.

Il est, en outre, évident que l'évolution de ce processus pathologique est plus ou moins rapide et qu'elle doit être influencée par des causes multiples souvent difficiles à analyser, et parmi lesquelles l'état général du sujet, ses prédispositions héréditaires ou acquises joueront le principal rôle. Un arthritique ou un syphilitique feront de la sclérose nerveuse plus facilement qu'un anémique ou un simple névropathe.

Nous ne pensons pas, en un mot, que la clinique permette de reconnaître toujours deux espèces de sciatique; ce qui varie, c'est l'intensité et l'âge de la maladie, la rapidité de son évolution suivant les conditions pathogéniques et la nature du terrain.

Ces différents facteurs suffisent à expliquer la variabilité des symptômes observés.

LES CAUSES DE LA SCIATIQUE

INDICATIONS THÉRAPEUTIQUES — INSUFFISANCE DES
TRAITEMENTS LOCAUX

Les causes de la sciatique sont de deux ordres : les unes
locales, les autres générales.

Parmi les causes locales, la plus commune est assuré-
ment l'action prolongée du froid et surtout du froid
humide. Nous ne parlerons pas ici de la compression, du
traumatisme et des lésions de voisinage qui donnent
lieu à des formes cliniques spéciales à pronostic plus
grave et qui sont moins accessibles aux moyens de traitement purement médicaux.

Le froid, comme cause occasionnelle et fréquente de la
sciatique, agit en vertu d'un mécanisme facile à saisir, si
on considère d'une part la position superficielle du nerf
sciatique, peu protégé contre les influences extérieures,
et d'autre part ses relations intimes avec un vaste réseau
sanguin que des recherches anatomiques récentes nous
ont fait bien connaître (1). Le froid agit en produisant avec
une extrême facilité la congestion des ramuscules intra-
fasciculaires qui se dilatent et exercent sur le tissu ner-

(1) Etude anatomique sur les vaisseaux sanguins des nerfs par
Quenu et Lejars. (*In* Archives de neurologie, janvier 1892.)

veux une compression douloureuse. Il existe donc tout
un groupe d'accidents d'origine circulatoire auxquels, plus
que tout autre, le nerf sciatique se trouve exposé.

L'hypérémie congestive sera, par conséquent, le phéno-
mène initial dans bien des cas ; elle fournira la première
indication du début des sciatiques dites *a frigore*. Un
traitement antiphlogistique appliqué immédiatement
pourra faire disparaître les accidents. Les applications
de sangsue *loco dolenti* furent longtemps employées, mais
cette pratique a disparu, grâce au discrédit dans lequel
sont tombées toutes les émissions sanguines pendant la
période de réaction qui a suivi les abus de la méthode de
Broussais. « Cette pratique antiphlogistique, que préférait
Graves à tout autre, dit Landouzy, mériterait d'être plus
fréquemment usitée ; outre qu'elle a pour elle l'expérience,
elle s'oppose à cette congestion qui, au dire de Weirt-
Mitchell, suit toujours le refroidissement du nerf. » (1)

De la congestion à l'inflammation il n'y a qu'un pas qui
doit être bien vite franchi quand il s'agit d'un tissu aussi
délicat que le tissu nerveux. Aussi la sciatique franchit-elle
rapidement ce premier stade congestif pour évoluer vers
l'inflammation plus ou moins intense du nerf. C'est alors
que rentrent en cause des éléments pathogéniques impor-
tants, qui viennent modifier l'évolution de cette inflammation et s'opposer souvent à sa régression. Ces éléments
sont fournis par l'état général de l'individu. Ce sont toutes
les perturbations nutritives qui peuvent produire, par
l'intermédiaire du sang, l'irritation du tissu nerveux. Ces
perturbations nutritives sont dues à l'existence d'un état
diathésique antérieur qui a favorisé la production de l'ac-
cident local et qui entretient ensuite ses effets.

(1) Landouzy, *loc. cit.*

Les diathèses jouent le principal rôle dans l'apparition et l'évolution de la sciatique. Cette vérité n'a plus besoin d'être démontrée, car tous les observateurs sont depuis longtemps d'accord sur ce point. Dans sa monographie de la sciatique, qui reste encore aujourd'hui un des travaux les plus complets qui aient paru sur la question, Lagrelette signale l'influence diathésique dans le plus grand nombre des sciatiques, et cite à l'appui de ses observations personnelles, fort nombreuses, l'opinion de Bordeu, Romberg, Trousseau, Charcot, etc., qui admettaient tous que la sciatique est le plus souvent la manifestation d'une diathèse.

Au premier rang, comme importance, il faut placer la diathèse rhumatismale, dont l'influence prépondérante n'a échappé à aucun observateur. On peut même dire que les sciatiques qui peuvent être rattachées au rhumatisme constituent la grande majorité.

Viennent ensuite, comme facteurs étiologiques : l'anémie, la névropathie, les intoxications saturnine et paludéenne, l'infection syphilitique, etc...

Pour les sciatiques qui peuvent être rattachées à ces deux dernières causes, l'indication générale, facile à saisir, est ordinairement remplie, car nous possédons des spécifiques sûrs.

Il n'en est malheureusement pas de même pour les états généraux précédemment énumérés.

La tendance que l'on a à considérer la sciatique comme une affection purement locale, fait négliger le plus souvent l'indication capitale fournie par l'état général du malade, lorsque cet état ne se révèle, au moment de l'explosion de la sciatique, par aucun des symptômes qui lui sont propres et qu'une analyse clinique plus attentive est nécessaire pour le déc

2

« L'origine diathésique des névralgies en général et de la sciatique en particulier, ne se révèle par aucun symptôme pathognomonique, et pour arriver au diagnostic précis, il est nécessaire non pas de constater les caractères de cette névralgie, mais les conditions individuelles dans lesquelles elle s'est présentée ; il faut, en un mot, non seulement observer la maladie mais aussi le malade (1). »

Cet examen attentif du malade est souvent négligé. On se contente du diagnostic facile de la sciatique, sans chercher à remonter jusqu'à la cause éloignée et on institue un traitement local. Aussi voyons-nous la thérapeutique de la sciatique osciller du vésicatoire morphiné à la pulvérisation de chlorure de méthyle, en passant par tous les révulsifs et les analgésiques dont la matière médicale s'est enrichie depuis un certain nombre d'années. Nous retrouvons dans son histoire, à côté de la thérapeutique pharmaceutique plus ou moins rationnelle, la thérapeutique fantaisiste, les procédés absurdes tels que la cautérisation du lobule de l'oreille, qui eut son heure de vogue comme traitement de la sciatique. Des organes scientifiques autorisés consacrèrent à ce merveilleux procédé des pages d'une conviction que ne pouvait ébranler ni l'absurdité de l'idée ni l'échec du moyen dans un grand nombre de cas.

On cita des guérisons. Le procédé avait pour lui tout ce qu'il faut pour agir sur la crédulité, pour mettre en jeu le grand ressort thérapeutique de la suggestion. Il y eut donc des sciatiques guéries par la cautérisation du lobule de l'oreille ; puis, sous le coup des échecs, la foi s'émoussa

---

(1) Axenfeld et Huchard. — Traité des névroses, Paris, 1883.

(2) Journal des connaissances médico-chirurgicales. — Bulletin de thérapeutique. — Union médicale, 1852.

bien vite, et les névralgies sciatiques devinrent rebelles aux cautérisations du cartilage auriculaire.

Depuis cette époque, les progrès thérapeutiques nous ont fourni des moyens plus rationnels. L'invention du thermo-cautère, en rendant plus facile l'application de la cautérisation ignée, en fit un des agents les plus puissants de révulsion locale, utile dans quelques cas, mais participant à l'insuffisance de tous les autres moyens purement locaux. Les pulvérisations de chlorure de méthyle, de tous les moyens préconisés un des derniers en date, constituent un procédé d'application facile. Puissamment analgésiques, elles produisent des rémissions bien plus que des guérisons durables, et leur effet n'est, parfois, obtenu qu'au prix d'accidents pénibles tels que l'érythème prolongé de la région sur laquelle a eu lieu l'application, la pigmentation indélébile de la peau, etc... (1).

Le vrai remède local reste encore à trouver ; tous les moyens peuvent donner des résultats dans les sciatiques aiguës et récentes, ils deviennent rapidement insuffisants dans les cas anciens qui sont sous la dépendance de l'un des états généraux que nous avons énumérés. C'est, en effet, l'état général qui fournit l'indication capitale, celle qu'il faut remplir sous peine de voir la maladie, après des améliorations passagères suivies de rechutes fréquentes, s'installer définitivement et rentrer dans la catégorie des infirmités chroniques qu'on ne soigne plus et que le malade se résigne à subir parce qu'il les croit incurables.

---

(1) Le procédé, modifié sous le nom de stipage dans le but d'atténuer les accidents locaux, a donné, comme tous les procédés de révulsion et d'analgésie, des résultats dans certains cas : il échoue comme tous les autres par le fait de son action purement locale. On pourrait en dire autant de la révulsion électrique.

C'est la perturbation nutritive de l'élément nerveux qui a permis au malade de réaliser la sciatique, grâce à quelque circonstance fortuite et d'ailleurs accessoire; c'est elle qui va entraver la guérison et conduire la maladie à la chronicité, peut-être même à l'incurabilité définitive, si l'on ne cherche pas à la modifier par un traitement général approprié.

Ici la difficulté augmente, car les états diathésiques, les perturbations de la nutrition des éléments organiques, sont infiniment variés dans leur nature et dans leurs causes. Dans bien des cas, il sera impossible de faire la part exacte de chaque influence, d'affirmer que telle sciatique est bien rhumatismale, que telle autre dérive uniquement de l'anémie ou d'un état nerveux, etc... Dans l'impossibilité où on se trouve de pousser très loin l'analyse clinique, il faut, pour atteindre cette cause restée indéterminée, s'adresser à un traitement général qui puisse répondre à la fois aux différentes situations pathologiques et remplir le plus grand nombre d'indications possibles. C'est à cette variété d'action, à la multiplicité des indications qu'il remplit que le traitement thermo-résineux combiné à l'hydrothérapie doit son efficacité incontestable dans la sciatique.

DU TRAITEMENT DE LA SCIATIQUE

PAR L'HYDROTHÉRAPIE COMBINÉE AUX BAINS THERMO-RÉSINEUX

Le traitement de la sciatique doit s'adresser à la fois à l'état local et à l'état général.

Au point de vue local, il doit être *analgésique*, la douleur étant le symptôme le plus pénible; *dérivatif et révulsif*, pour combattre la congestion et l'inflammation du tronc nerveux. Il doit être, en outre, un *tonique musculaire*, car le muscle est souvent atteint, cette atteinte pouvant aller de la simple flaccidité musculaire jusqu'à l'atrophie plus ou moins prononcée.

Au point de vue général, il doit favoriser *l'élimination* des produits toxiques de toute nature accumulés accidentellement dans l'économie, ou remédier à la *perturbation nutritive* produite par l'existence d'une diathèse. Il doit être, enfin, un agent *de reconstitution organique et un régulateur de la fonction nerveuse*.

Le traitement hydrothérapique combiné aux bains thermo-résineux nous fournit les éléments d'une médication complexe qui, pouvant s'adapter à des états pathologiques variés, permet de remplir ces indications multiples, d'où son succès dans la plupart des cas de sciatique.

I. — Historique

Le traitement de la sciatique par l'hydrothérapie seule ou combinée à l'action du calorique n'est pas nouveau, et l'on est surpris que le grand nombre de publications sur ce sujet ainsi que les relations de nombreux cas de guérison n'aient pas assuré à cette méthode une place plus importante dans la thérapeutique. Nous en trouvons une énumération fidèle et complète dans la consciencieuse monographie de Lagrelette (1), au chapitre qu'il consacre au traitement de la sciatique.

Les premiers travaux sur la question remontent à plus d'un siècle ; ces travaux, bien que très intéressants en eux-mêmes, puisqu'ils ouvrent une voie nouvelle à la thérapeutique, peuvent, sans inconvénient, être passés sous silence, car ils ne relatent, en somme, que des guérisons obtenues par des procédés encore primitifs et incomplets.

Il nous faut arriver à 1842 pour trouver des études vraiment sérieuses sur la question et dignes de fixer notre attention. En cette année, Lembert (2), dans son traité des « Bains russes et orientaux », signale l'efficacité remarquable de l'hydrothérapie dans le traitement des affections névralgiques et rhumatismales.

À partir de cette époque, tous les auteurs qui ont écrit sur l'hydrothérapie rapportent des cas de guérison de la sciatique. Enfin, en 1850, Fleury qui est regardé, à juste titre, comme le créateur de l'hydrothérapie française,

(1) Lagrelette. — Thèse de Paris, 1869.
(2) Lembert. — Traité des « Bains russes et orientaux », 1842.

publie un mémoire très important sur ce sujet (1), et
pour la première fois on trouve indiqué le traitement
rationnel de la sciatique.

Peu de temps après la publication de l'important travail de Fleury, un nouveau et puissant moyen fait son
entrée dans la thérapeutique : *c'est la médication thermo-
résineuse.*

Depuis fort longtemps déjà les peggiers du Vercors
avaient remarqué l'action curative manifeste qu'exer-
çaient sur les douleurs rhumatismales les émanations
térébenthinées provenant de la distillation du pin
Mugho (2).

Employé d'une manière empirique par les fabricants
de poix du Mont Glandaz (Drôme), le traitement thermo-
résineux n'entre que de longues années après dans le
domaine scientifique. C'est à la suite de plusieurs guérisons fort remarquables obtenues par ce procédé primitif (3) pratiqué en pleine forêt, que le docteur Chevaudier
fit construire à Die un four à poix analogue à ceux des
peggiers du Vercors et commença en 1850 la série de
ses expériences dont il publiait l'année suivante le résultat
dans la revue médico-chirurgicale de Malgaigne (4).

Concurremment au docteur Chevaudier, le docteur
Benoit du Martouret (5) faisait des expériences iden-

---

(1) Fleury. — *Gazette médicale*, 1850.

(2) Les copeaux soumis à la distillation sont fournis par le pin à
poix, pin aure, comme on l'appelle dans la Drôme, qui couvre les
montagnes du Vercors.

(3) Les malades soumis au traitement descendaient dans les
fours à poix, et y demeuraient jusqu'à ce qu'une sudation abondante se soit produite.

(4) Tome IX, page 125, 1851.

(5) A. Benoit : Nouveaux renseignements sur les bains de vapeur,
tome IX, page 261, 1852.

tiques dont les résultats vinrent confirmer les premiers.

Depuis, la médication thermo-résineuse est entrée définitivement dans la pratique sous le patronage d'hommes éminents tels que Bonnet (1) et Teissier, de Lyon, et la plupart des médecins spécialistes.

A l'heure actuelle beaucoup d'établissements hydrothérapiques possèdent une installation de bains térébenthinés. Dans le plus grand nombre des cas, on combine l'action de l'hydrothérapie à celle des bains thermo-résineux. Nous croyons que c'est là un véritable progrès : les deux méthodes se prêtent ainsi un concours réciproque. Le traitement ainsi conçu a des effets plus sûrs et sa sphère d'action est considérablement élargie.

C'est cette dernière méthode que nous avons vue appliquée à St-Didier et dont nous avons maintes fois constaté les remarquables résultats. Nous allons l'étudier dans son mode d'application et dans ses effets.

II. — Mode d'administration

Les bains de vapeurs (2) térébenthinées se donnent dans des étuves disposées de façon à recevoir par des bouches de chaleur convenablement placées et munies de registres, de l'air chauffé au moyen d'un puissant calorifère et qui s'est chargé de principes balsamiques en passant préalablement à travers une couche épaisse de

---

(1) Bonnet : Traité des maladies articulaires.

(2) Le mot « bain de vapeurs » est impropre ; puisqu'il n'y a dans l'étuve aucune trace de vapeur d'eau, mais simplement de l'air chaud et sec. Si nous l'employons quelquefois dans ce travail, c'est pour nous conformer à l'usage.

copeaux de pin résineux (1). Ces étuves sont pourvues à leur partie supérieure d'ouvertures également munies de registres qui permettent de faire un appel d'air chaud plus ou moins considérable. Il est ainsi facile d'en régler le courant de façon à obtenir des températures variables suivant les indications. La température, indiquée par des thermomètres placés à l'intérieur, peut être maintenue constante grâce à cette disposition et à d'autres artifices de construction dans le détail desquels nous croyons inutile d'entrer (2).

Le malade est placé dans l'étuve où il doit rester de 15 à 25 minutes, suivant la prescription faite.

Bientôt le tronc, puis les membres, deviennent le siège d'une sudation très abondante qui s'établit sans fatigue et, pour ainsi dire, à l'insu du malade. Au sortir de l'étuve il reçoit une douche en jet, froide et de courte durée, sur tout le corps. Si le malade est trop pusillanime ou s'il y a indication à ménager le cœur et les gros vaisseaux, on mitige la température de l'eau au début de la douche, et on l'abaisse progressivement de façon à terminer par l'eau froide. Après avoir été essuyé et légèrement massé, le malade s'habille rapidement. Si son état le lui permet, il fait une marche de vingt à trente minutes, pour favoriser la réaction. Dans le cas contraire, il est enveloppé dans des couvertures de laine jusqu'à ce que la réaction soit complètement achevée.

---

(1) Les copeaux de pin peuvent être remplacés par de la térébenthine de Venise.

(2) L'étuve à la lampe, employée dans certains établissements, donne une chaleur pénible, irrégulière et devient dangereuse au-delà de 45 degrés. On ne doit y avoir recours que faute d'autres moyens de calorification.

Dans l'après-midi, le malade prend une douche froide ou alternative de trente à quarante secondes.

Telles sont, exposées succinctement, les différentes opérations que subit le malade en cours de traitement. C'est après de longs essais et de longs tâtonnements que la méthode que nous venons d'exposer a été adoptée par la plupart des médecins spécialistes comme devant donner les meilleurs résultats.

Le bain d'étuve est, en effet, de beaucoup le plus efficace. Les bains locaux ou partiels ne donnent jamais les mêmes résultats, et cela se comprend, dit le docteur Macario, si l'on considère que le bain thermo-résineux n'agit pas seulement par sa température et *les effets analgésiques, révulsifs, spoliateurs et stimulants qu'elle provoque*, mais aussi par l'absorption des principes balsamiques (1).

Cette absorption, niée au début par beaucoup d'auteurs, est passée maintenant à l'état de dogme physiologique. Relativement faible au niveau de la surface cutanée, elle devient plus importante au niveau de la muqueuse respiratoire.

« On ignore les métamorphoses de l'essence de térébenthine dans le sang et les tissus. Une partie n'est pas modifiée, puisque l'haleine et la sueur sentent la térébenthine ; mais il est certain qu'une autre partie est transformée, puisque les urines prennent l'odeur de violette. » (2)

Les effets généraux provoqués par cette absorption (3)

---

(1) D' Macario. — Des bains de vapeur térébenthinés. Paris, 1859.

(2) Manquat. - Traité de thérapeutique, t. II.

(3) L'usage de la térébenthine à l'intérieur est très ancien. Martinet la prescrivait au commencement de ce siècle sous la forme suivante :

semblent être : *une accélération des fonctions digestives* (1), *la sédation du système nerveux* (Rossbach), *et
une accélération de l'élimination par les différents
émonctoires.*

Dans certains établissements, l'étuve est chauffée jusqu'à 80° centigrades. Une température aussi élevée n'est
pas nécessaire ; elle peut même être nuisible. On se trom-
perait fort, en effet, en pensant que l'abondance de la
sudation est en raison directe de la température du bain.
Il arrive souvent qu'une température modérée la provoque plus facilement qu'une température beaucoup plus
élevée. D'ailleurs, l'application du calorique sans mesure
provoque une grande surexcitation nerveuse que l'on doit
éviter autant que possible.

Pour toutes ces raisons, il y a donc lieu de ménager la
chaleur dans une sage mesure, afin d'économiser les forces
du malade. Une température variant entre 45° et 60° est
plus que suffisante pour atteindre le but qu'on se propose.

Huile de térébenthine	8 gram.
Gomme arabique.	48 —
Sucre.	16 —
Sirop de fleurs d'oranger . . .	30 —

Un opiat à prendre en 3 fois dans la journée (Planel, thèse de
Paris, 1877).

On l'a employée aussi en frictions, associée par moitié ou pour
un tiers avec de l'huile ou divers baumes.

(1) « J'ai examiné, dit le D' Macario, la sueur de beaucoup de
malades en traitement, au papier de tournesol ; la rougeur semble
d'autant plus intense que la diathèse goutteuse ou rhumatismale
est plus profonde. Chaque séance dans l'étuve équivaut à une véritable « saignée urique ». Les fonctions digestives sont accélérées,
c'est là un fait très souvent observé. »

On modifie d'ailleurs la température suivant les cas.

Une objection que l'on fait souvent est celle qui consiste à dire que bon nombre de malades ne peuvent supporter cette chaleur sans fatigue et surtout sans que la tête ne devienne aussitôt le siège d'une congestion pénible et même dangereuse. C'est là, croyons-nous, une erreur. Si la première impression qu'éprouve le malade en pénétrant dans l'étuve est celle d'une chaleur pénible à supporter, elle ne tarde pas à s'effacer pour faire place, dans la plupart des cas, à une sensation de bien-être dès que la sudation s'établit, c'est-à-dire au bout de quelques minutes. Quant à la congestion de la tête, nous ne croyons pas qu'elle puisse se produire pour la raison bien simple que ce n'est pas seulement la tête, mais le corps tout entier qui est soumis à la chaleur. Dès lors, la dilatation de l'immense réseau capillaire de la surface cutanée est, pour les organes profonds aussi bien que pour la tête, l'occasion d'une dérivation puissante. D'ailleurs, on applique sur la tête et on renouvelle plusieurs fois pendant la durée du bain, des compresses froides destinées à prévenir cette congestion.

C'est pour obvier à ce prétendu inconvénient que l'on a imaginé le procédé connu sous le nom de *Bain de Caisse*. L'appareil se compose d'une sorte de boîte carrée munie d'une ouverture à sa partie supérieure. Grâce à ce dispositif, le malade a la tête en dehors de l'atmosphère surchargée d'air chaud. A notre avis, ce procédé a le fâcheux inconvénient de supprimer l'absorption des vapeurs résineuses au niveau de la muqueuse respiratoire et de priver le malade, par cela même, d'une action thérapeutique importante, sans compter le danger qui peut résulter de l'introduction d'air froid dans les bronches tandis que le corps est soumis à une température élevée.

III. — Avantages qu'offre l'emploi simultané de l'hydrothérapie et des bains thermo-résineux

Dans les premières applications qui furent faites des bains térébenthinés au rhumatisme età la sciatique, ce que l'on recherchait exclusivement, c'était la *sudation*. Au sortir de l'étuve, le malade était enveloppé de couvertures et pendant plusieurs heures il continuait à suer abondamment. On conçoit aisément l'affaiblissement produit par une diaphorèse aussi abondante et si fréquemment renouvelée. Le traitement était par ce fait très débilitant et ne pouvait s'adresser qu'à une certaine catégorie de malades. Des temps d'arrêt devenaient nécessaires et la durée ne pouvait en être prolongée sans préjudice pour le patient. A part ces inconvénients et mettant aussi de côté le peu d'agrément que pouvaient avoir pour le malade ces longues séances de sudation et les érythèmes et la surexcitation nerveuse qui en étaient la conséquence, il y avait encore un danger : la sensibilité au froid étant considérablement augmentée par cette application prolongée de la chaleur, les refroidissements avec toutes leurs conséquences étaient plus à craindre, soit après les séances de sudation, soit dans leur intervalle.

La douche vient corriger ce que la médication thermo-résineuse exclusive a de défectueux. *Administrée après le bain*, elle arrête la sudation, resserre les téguments et rend à la peau sa tonicité première. Elle met le malade, par conséquent, à l'abri du refroidissement, *car elle est immédiatement suivie d'une réaction salutaire* que l'on favorise par une marche de quelques minutes, ou par un enveloppement si le malade est dans l'impossibilité de marcher. Elle fait succéder la *chaleur sèche* et *vivifiante de la réaction* à la chaleur humide provoquée par le bain.

Les *douches prises dans l'intervalle des bains* relèvent les forces du malade et lui permettent de continuer indéfiniment le traitement sans la moindre fatigue.

L'hydrothérapie devient, en outre, un adjuvant précieux par l'action analgésique qu'elle provoque. L'heureuse association des douches écossaises et des bains térébenthinés a une influence des plus manifestes sur les symptômes douloureux, et l'on voit dans la plupart des cas des douleurs tenaces que les moyens thérapeutiques ordinaires sont impuissants à maîtriser, disparaître après quelques jours de traitement.

Outre ces avantages, le traitement ainsi conçu en offre de plus grands encore. Nous avons vu plus haut que la sciatique est souvent sous la dépendance d'une diathèse. Parmi les états généraux qui entretiennent la souffrance nerveuse, nous devons placer en première ligne *le rhumatisme, l'anémie, l'état névropathique général*. Grâce à *l'accélération nutritive et à l'élimination abondante de produits toxiques* provoquées par le bain thermo-résineux, nous pouvons remédier à la *perturbation nutritive* qui est l'essence même de l'arthritisme. Par l'hydrothérapie à la fois tonique et reconstituante, nous modifions l'état anémique ou névropathique du malade, et l'on sait avec quelle promptitude et quelle facilité ces deux états sont améliorés par un traitement hydrothérapique bien conduit.

On voit donc, en résumé, que par une sage combinaison des deux méthodes et de leurs différents modes d'application, on peut arriver à remplir toutes les indications d'un *traitement rationnel* s'adressant à la fois à l'état local par ses effets *analgésiques* et *anticongestifs* et à

l'état général par ses effets *spoliateurs et dérivatifs* en
même temps que *réparateurs et fortifiants.*

IV. — Phénomènes qui se produisent au cours du traitement

Dès les premiers jours du traitement, le malade éprouve
une notable amélioration ; lorsque les douleurs sont vives,
elles se calment pendant la durée du bain et sont moins
senties dans l'intervalle. Mais au bout de quelques jours,
souvent après 2 ou 3 bains seulement, les douleurs latentes
ou disparues se réveillent, celles qui ont persisté augmen-
tent. Pour peu que la maladie soit ancienne, les symptômes revêtent, pendant quelques jours une forme aiguë
bien caractérisée : *c'est la crise aiguë du traitement,*
manifestation à peu près constante dans les cas chroniques, mais dont il faut prévenir le malade pour éviter le
découragement. C'est d'ailleurs ce qui arrive dans l'emploi
de modificateurs généraux pendant les maladies chroniques. C'est ce que l'on appelle la *fièvre thermale,* dans les
stations d'eaux minérales. Si les maladies aiguës peuvent
guérir, en effet, en présentant une décroissance progressive des symptômes, les maladies chroniques, au contraire,
semblent obligées, pour arriver à une heureuse solution,
de repasser momentanément par un état aigu ou subaigu.
Cette phase d'aggravation ou de recrudescence est pro-
portionnelle comme intensité à la violence de la maladie,
et comme durée à son ancienneté. Le plus souvent, c'est
l'affaire de quelques jours, après lesquels les symptômes
s'amendent, et l'amélioration suit une marche progressive
et continue.

Un autre fait digne de remarque et que nous avons
souvent observé dans le traitement de la sciatique, c'est

que, tandis que dans le premier bain la sudation se produit avec une grande abondance sur le tronc et sur les autres membres, la jambe malade reste absolument sèche quelquefois pendant les deux ou trois premiers bains. Il y a là évidemment des troubles de sécrétion bien manifestes qui sont la preuve d'une atteinte plus profonde du tronc nerveux.

V. — Durée du Traitement

La durée du traitement est très variable. Dans les cas aigus quelques bains suffisent souvent pour amener la guérison. Les cas chroniques exigent, au contraire, un traitement d'une plus longue durée. Nous avons remarqué cependant qu'un traitement relativement très court a suffi à assurer une guérison définitive dans certains cas de sciatique qui, par leur ancienneté et leur résistance aux autres médications, avaient été déclarés incurables. Il est évident qu'il faut, à part la chronicité, faire entrer en ligne de compte, au point de vue de la durée et du résultat du traitement, la constitution et l'âge du sujet.

VI. — Contre-Indications

Les principales contre-indications au traitement de la sciatique que nous venons d'indiquer sont :

1° *Des lésions graves du cœur et des vaisseaux.* — On comprend, en effet, que sous l'influence de la douche froide, les mouvements de concentration brusque qui se produisent de la périphérie au centre ne peuvent se concilier avec une altération sérieuse des orifices valvulaires ou des principaux troncs artériels.

2° *L'emphysème pulmonaire.* — Dans le bain de vapeur, l'air chaud appelé au voisinage des vésicules pulmonaires préalablement dilatées, en augmente la dilatation et, par suite, la dyspnée qui en est la conséquence.

3° *Un âge trop avancé.* — Ici, des exceptions à la règle. Tout dépend de la constitution du sujet et du degré plus ou moins avancé de la déchéance organique.

Nous voyons combien sont peu nombreuses les contre-indications du traitement que nous venons de décrire. Il peut donc s'adresser, par conséquent, à la plus grande généralité des cas observés (1).

_____

(1) Bien entendu, le traitement sera sans effet dans les cas de sciatiques traumatiques ou par compression.

Observation Première

Névralgie sciatique datant de huit mois. — Guérison après un traitement
de vingt-quatre bains.

M. G..., de Monteux (Vaucluse), âgé de 42 ans, fut
envoyé à Saint-Didier à la fin du mois d'août 1885, par le
docteur Cavaillon, de Carpentras.

D'un tempérament nerveux et d'une constitution assez
délicate, le malade ne présente rien de remarquable dans
ses antécédents.

Au commencement de janvier 1885, au milieu d'une
santé parfaite, M. G... ressentit une douleur à la hanche
droite, douleur qui ne tarda pas à s'irradier le long de la
cuisse jusqu'au genou et ensuite jusqu'à la malléole
externe. M. le docteur Cavaillon, appelé auprès de ce
malade, n'eut pas de peine à reconnaître la nature névralgique de l'affection. Il institua la médication généralement
usitée en pareils cas : petits vésicatoires morphinés sur
les points douloureux, puis bromure de potassium à l'intérieur. Bien que très méthodiquement suivi, le traitement institué par le docteur Cavaillon n'amena pas de
changement sensible. La douleur demeurait aussi intense
et le malade se courbait peu à peu, comme il le dit lui-
même, sans s'en apercevoir. Insomnie persistante.

Lorsqu'il arriva à Saint-Didier, sa sciatique avait déjà

huit mois d'existence. La douleur diffuse dans tout le membre était sentie avec plus d'acuité au point malléo-laire. Le malade ne marchait qu'avec beaucoup de peine, appuyé péniblement sur un bâton et courbé en deux. Cette attitude, jointe à un état d'amaigrissement considérable et à l'aspect contracté de ses traits, lui donnait assez l'apparence d'un vieillard. La jambe présentait un certain degré d'atrophie.

Le traitement fut *commencé* le 25 août : Bain de vapeur de 20 à 25 minutes dans une étuve à 45°, suivi d'une douche en jet, froide, sur tout le corps. Le soir, douche en gerbe sur tout le corps, d'une durée de 30 à 40 secondes.

Dès les premiers bains le malade sentit une amélioration se produire. Les douleurs, qui se faisaient surtout violentes la nuit, s'étaient un peu calmées. Bientôt le malade put reposer 4 ou 5 heures, ce qu'il n'avait pu faire depuis longtemps, nous disait-il.

Le 30 au matin, le malade accusa une douleur plus accentuée que les jours précédents et qui lui rappelait celles qui avaient caractérisé le début de sa maladie : cette crise aiguë dura trois jours pendant lesquels la marche redevint difficile.

Le 3 septembre, l'amélioration apparut de nouveau pour se continuer d'une façon régulière jusqu'au 22 septembre, date à laquelle M. G. quitte Saint-Didier.

Le malade a été revu depuis. La guérison s'est maintenue.

OBSERVATION II

Névralgie sciatique datant de 4 mois. — Traitement de 25 jours. — Guérison.

M. C. A..., de Nimes, âgé de 43 ans, est envoyé à Saint-Didier par le docteur Chamontin.

Pas d'antécédents morbides autres qu'un catarrhe vésical. *Début* au mois de décembre 1886.

Ce malade, jardinier de son état, raconte qu'au mois de novembre 1886, son cheval, occupé à tourner une noria, s'étant détaché et ayant les yeux bandés, se laissa choir dans le puits. Il demanda immédiatement du renfort et descendit lui-même dans le puits pour opérer le sauvetage de l'animal. La chose fut assez malaisée et il séjourna plusieurs heures dans l'eau. Quinze jours après, il ressentit une douleur très vive siégeant au niveau de la fesse droite. Malgré l'application de plusieurs vésicatoires, la douleur persista et s'étendit bientôt à tout le membre inférieur droit. Le traitement classique, iodure de potassium à l'intérieur et révulsifs à l'extérieur, ne modifia pas la situation.

M. C. A... arrive à Saint-Didier le 9 mars 1887. Le malade est d'un tempérament robuste. Il marche appuyé sur un bâton et paraît souffrir beaucoup. La douleur s'exaspère lorsqu'il est assis et la marche produit une diversion salutaire. Aussi ne peut-il tenir en place et marche-t-il beaucoup malgré la difficulté qu'il éprouve. Les points péroniers et malléolaires sont très sensibles ; il accuse, en outre, une douleur très vive au niveau des orteils.

La jambe paraît diminuée de volume.

Le 6 mars, le malade commence son traitement : Bain de vapeur d'une durée de 20 minutes dans une étuve à 45°.

Les 6, 7, 8, 9, la douleur s'exaspère et le malade passe ses nuits sans sommeil.

Le 10, la douleur est telle que le malade est obligé d'emprunter une béquille pour marcher, son bâton ne lui suffisant plus.

Les 11 et 12, même état.

Le 13 : le matin encore, sensations très douloureuses. Le malade commence à se décourager lorsque, dans l'après-midi, une détente brusque se produit ; la marche devient beaucoup plus facile, et la douleur perd subitement toute son acuité.

Les 14 et 15, l'amélioration persiste.

Les 16 et 17, légère recrudescence des douleurs pendant la nuit ; le temps s'était d'ailleurs subitement refroidi.

Les 18, 19, 20 mars, amélioration très marquée. Il reste encore quelques douleurs, mais la marche se fait sans difficulté. A partir de ce jour, les symptômes disparaissent progressivement. Le 29 mars, le malade part.

M. C. A., revu l'année suivante, nous dit n'avoir plus rien ressenti depuis son départ.

OBSERVATION III

Sciatique névrite. — Guérison

M. l'abbé B.... 63 ans, curé à Châteaurenard (Bouches-du-Rhône).

Rien à noter dans ses antécédents héréditaires et personnels.

La maladie débute au mois de mai 1888 par une douleur, localisée d'abord à la plante du pied gauche, qui s'irradie à la malléole externe et à la région du cou de pied; elle devient telle que le malade, ne pouvant trouver dans la station assise ou couchée une position favorable, est obligé de se lever à chaque instant sans pouvoir calmer ses douleurs.

Tous les traitements sont essayés : à l'extérieur, frictions avec des pommades térébenthinées, baume d'Opodeldoch, frictions à l'ammoniaque ; à l'intérieur, salicylate et bromure. Ces médicaments ne produisent point la sédation cherchée ; au contraire, sous l'influence des frictions répétées, la jambe se couvre d'érythèmes et d'éruptions très pénibles.

Arrivé à Saint-Didier le 22 août 1888, l'abbé B... présente un état général mauvais. Amaigrissement considérable. Insomnie. Les douleurs térébrantes et les crampes qu'il ressent dans le membre font penser à une *sciatique névritique*.

Le lendemain de son arrivée : bain térébenthiné suivi de douche écossaise sur le membre malade et de douche tempérée générale. Plusieurs jours s'écoulent sans aucune amélioration.

Le 5 septembre, l'effet salutaire du traitement commence à se manifester. La douleur devient moins continue et moins vive Le sommeil devient possible.

Les muscles de la jambe, qui sont flasques et légèrement atrophiés, reprennent peu à peu leur tonicité et leur volume primitif. La marche est enfin possible.

Le traitement continué en augmentant légèrement la durée du séjour dans l'étuve et des applications locales, produit progressivement une amélioration qui se continue jusqu'au 25 septembre, date à laquelle il quitte Saint-

Didier, les symptômes douloureux ayant disparu et l'état général s'étant notablement amélioré.

L'abbé B... est revenu à Saint-Didier le 31 mai 1889, pour faire une seconde cure préventive. Depuis son premier traitement, il n'a plus rien ressenti ; il peut même faire de longues courses sans éprouver la moindre fatigue.

Observation IV

Névralgie sciatique datant de 2 mois. 15 jours de traitement. — Guérison

M. Th. B..., âgé de 48 ans, est envoyé à Saint-Didier par les docteurs Millet et Féraud d'Orange.

Antécédents héréditaires : inconnus.

Antécédents personnels : Le malade nous dit avoir eu quelques douleurs rhumatismales erratiques durant ces dernières années. Bonne santé générale.

Arrivée à Saint-Didier : le 9 octobre 1891. Deux mois auparavant, M. Th. B... avait éprouvé dans la région lombaire, puis dans la fesse et tout le long de la cuisse du côté droit une douleur à paroxysmes nocturnes ; elle prenait, au dire du malade, une violence extrême de minuit à 6 heures du matin. Elle gagna bientôt de proche en proche s'étendant jusque dans les orteils qui se mettaient en contracture sous son influence.

Le sulfate de quinine, employé contre la périodicité de la douleur, resta sans effet ; les frictions térébenthinées et les piqûres de morphine elles-mêmes furent impuissantes à soulager les souffrances atroces dont se plaignait le pauvre malade. L'insomnie était complète depuis 24 jours, lorsque Th. B... se décida à venir à Saint-Didier.

A l'examen, le sciatique est douloureux dans toute

l'étendue de la jambe droite; la douleur est des plus vives
et arrache des cris au malade. Th. B... porte tout le poids
du corps sur le membre du côté opposé ; il présente une
scoliose très prononcée.

Conservation des réflexes ; pas d'atrophie manifeste. Il
s'agit donc d'une sciatique d'allure névralgique bien
caractérisée.

Le traitement est commencé le 9 octobre 1891 : Bain
térébenthiné suivi de douche froide générale.

Après le huitième bain la sédation se manifeste, et la
nuit suivante le malade peut prendre un sommeil répara-
teur de huit heures consécutives ; une légère douleur persiste encore à la région fessière et au talon.

La contracture des orteils a cessé ; les deux bâtons
dont il se servait pour la marche sont abandonnés. La
scoliose se modifie peu à peu, et le 25 octobre le malade
quitte Saint-Didier, n'éprouvant plus aucune douleur.

OBSERVATION V

Névralgie sciatique. — Traitement de 12 jours. — Guérison.

M. R..., 53 ans, arrive à St-Didier le 28 juin 1892.

Rien à noter dans ses antécédents héréditaires.

Antécédents personnels : Le malade souffre depuis
4 ans au niveau de la région lombaire. La douleur, tolérable
jusqu'alors, prend, il y a un mois, une acuité intense et
descend insensiblement dans le membre inférieur droit,
s'étendant sur le trajet de la sciatique jusqu'à la malléole
externe. C'est surtout à ce niveau, très nettement localisé
par le malade, ainsi que dans toute la région du cou de
pied, que R... ressent les douleurs les plus vives.

R... marche avec peine. appuyé péniblement sur son bâton ; le corps s'est incliné peu à peu du côté malade.

Les traitements ordinaires ont échoué.

Le traitement par les bains térébenthinés commence le jour même de son arrivée. Dès le 4ᵉ bain, le malade marche avec plus de facilité ; il abandonne son bâton. La douleur s'atténue progressivement et disparaît complètement après le 11ᵉ bain. — R... rentre chez lui et reprend son travail.

La *guérison* ne s'est pas démentie.

OBSERVATION VI

Sciatique datant de 3 ans. — Durée du traitement, 28 jours. — Guérison.

Mme H..., de Suze-la-Rousse (Drôme), envoyée en traitement à Saint-Didier par le Dʳ Millet.

Antécédents héréditaires : néant.

Antécédents personnels : la malade souffre depuis de nombreuses années d'une gastralgie tenace ; aussi est-elle très amaigrie et en état de dénutrition manifeste.

Le début de sa sciatique remonte à *3 ans*. Elle a éprouvé tout d'abord, pendant 6 à 8 jours, une douleur dans les deux jambes, puis brusquement la douleur se localise dans le membre inférieur droit ; elle devient extrêmement vive et oblige la malade à garder le lit, la station debout étant devenue impossible. Elle reste couchée pendant 2 mois et demi. Pour lui permettre de se lever et de venir à St-Didier, le Dʳ Millet lui fait plusieurs piqûres de morphine.

Elle arrive à St-Didier le 9 avril 1894.

On constate à l'examen, un état général assez mauvais.

L'amaigrissement est considérable, bien que la gastralgie, dont elle souffre depuis longtemps, se soit améliorée.

La malade dort très peu et n'a aucun appétit. Elle marche péniblement, appuyée sur deux béquilles.

Le traitement par les bains térébenthinés est commencé le 10 avril. La formule ordinaire est appliquée pendant plusieurs jours en abaissant graduellement la température, de façon à joindre aux effets sédatifs les effets toniques de l'application froide.

Après 10 jours de traitement, la douleur disparaît à la partie supérieure du membre ; la malade reprend des forces et la gastralgie, qui avait fait une légère apparition au début du traitement, disparaît pour ne plus revenir. La dernière localisation de la douleur au niveau du cou de pied cède le 30 avril.

Mme H... quitte l'établissement après 28 bains. — Guérison complète.

CONCLUSIONS

· De l'étude qui précède semblent se dégager les conclusions suivantes :

1° Les diathèses jouent le principal rôle dans l'apparition et dans l'*évolution progressive* de la sciatique.

2° C'est donc l'état général qui fournit l'indication capitale du traitement.

3° Les bains thermo-résineux combinés à l'hydrothérapie, par les heureuses modifications qu'ils impriment au terrain arthritique, anémique et névropathique, nous paraissent indiqués dans le plus grand nombre des cas.

SERMENT

En présence des Maîtres de cette École, de mes chers condisciples, et devant l'effigie d'Hippocrate, je promets et je jure, au nom de l'Être suprême, d'être fidèle aux lois de l'honneur et de la probité dans l'exercice de la Médecine. Je donnerai mes soins gratuits à l'indigent, et n'exigerai jamais un salaire au-dessus de mon travail. Admis dans l'intérieur des maisons, mes yeux ne verront pas ce qui s'y passe ; ma langue taira les secrets qui me seront confiés, et mon état ne servira pas à corrompre les mœurs ni à favoriser le crime. Respectueux et reconnaissant envers mes Maîtres, je rendrai à leurs enfants l'instruction que j'ai reçue de leurs pères.

Que les hommes m'accordent leur estime si je suis fidèle à mes promesses ! Que je sois couvert d'opprobre et méprisé de mes confrères si j'y manque !

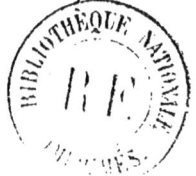

191

www.ingramcontent.com/pod-product-compliance
Lightning Source LLC
Chambersburg PA
CBHW071329200326
41520CB00013B/2916